QUESTIONS D'HYGIÈNE

HYGIÈNE DES HABITATIONS

HYGIÈNE DE L'ENFANCE

PAR

Le Dr P. JARDET

MÉDECIN CONSULTANT A VICHY

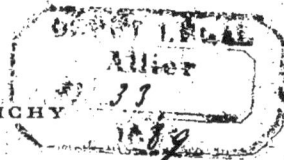

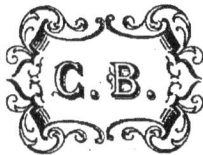

C. B.

VICHY
C. BOUGAREL, IMPRIMEUR - ÉDITEUR
Rue Sornin
—
1889

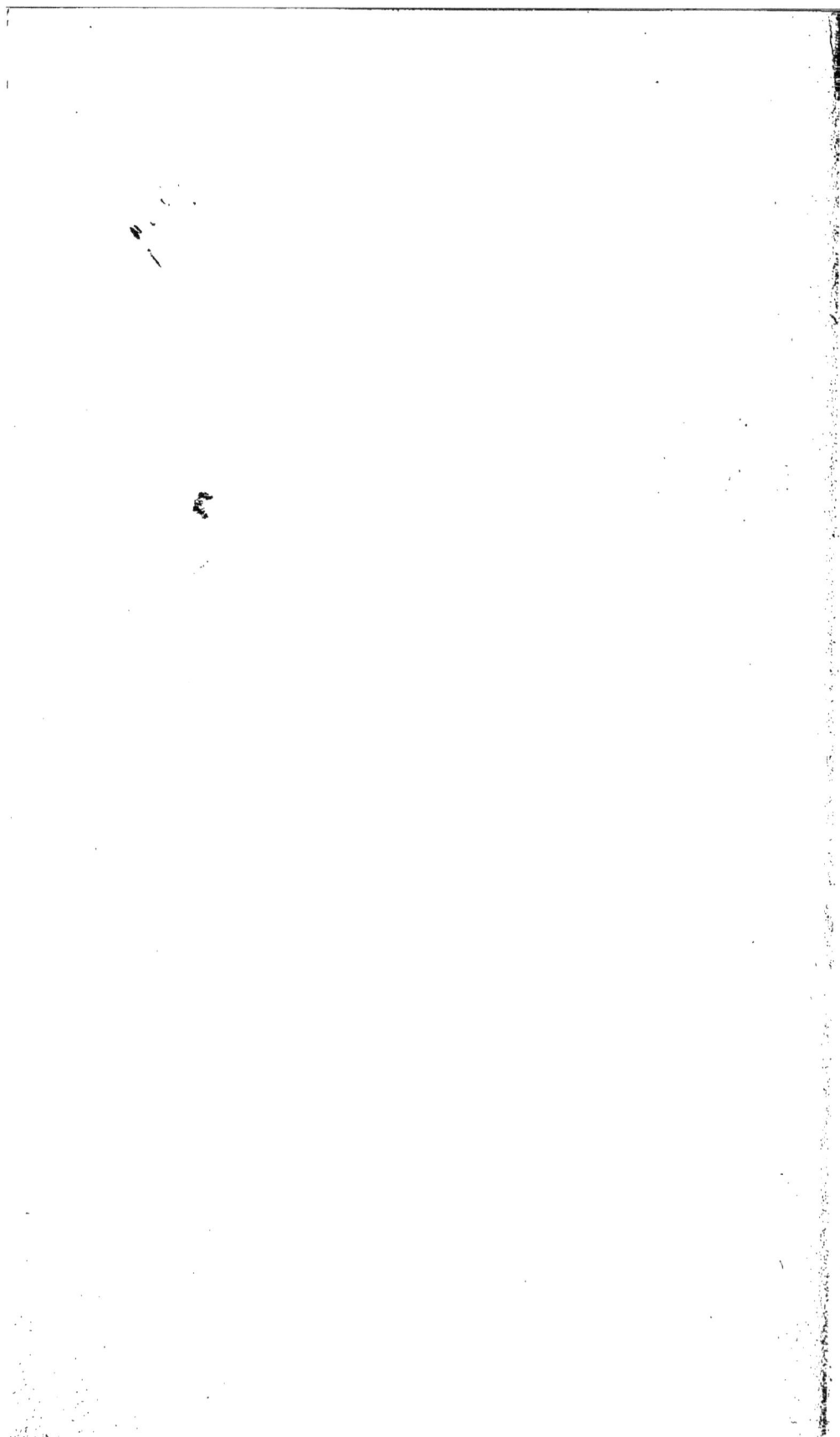

DE L'HYGIÈNE DES HABITATIONS

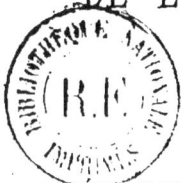

AMÉNAGEMENT HYGIÉNIQUE DES HABITATIONS

S'il est un pays où règne d'une façon endémique la fièvre de construction, *la maladie de la pierre,* comme on l'appelle, c'est assurément le nôtre. De quelque côté que l'on examine Vichy, par quelque route qu'on y arrive, on n'aperçoit que bâtiments inachevés, toits à moitié couverts et murs non encore crépis. Vient-on à parcourir la ville, on voit, au milieu des anciennes constructions, s'ouvrir une brèche récente, puis s'allonger une rue toute prête à se garnir de maisons.

Au milieu d'une activité pareille, tient-on compte des lois de l'hygiène? Construit-on les maisons d'une manière saine et confortable, nous osons l'espérer. Cependant nous pensons qu'il ne sera pas inutile de faire entendre ici certains conseils, qui proviennent en partie du livre de M. Corfield, dont je n'ai trouvé ici aucun équivalent.

I. — DU CHOIX D'UN EMPLACEMENT A BATIR

A Vichy le climat est tempéré, les variations de l'atmosphère n'y sont jamais très brusques, comme cela se voit en Auvergne ou dans la montagne. Sans doute, nous n'avons pas cette égalité de température diurne et nocturne qu'on observe au bord de la mer; mais nous voyons rarement le thermomètre descendre brusquement du matin au soir

1

comme dans les régions élevées, où l'air est vif et sec. Ici l'atmosphère est fréquemment chargée d'humidité, aussi les personnes qui voudront jouir d'un air vif feront-elles bien de bâtir aux environs de Vichy, sur les collines voisines, plutôt que dans la vallée de la rivière.

Depuis fort longtemps on a observé que la plupart des villes se développent de l'Est à l'Ouest. A Paris, à Londres et ailleurs, les quartiers neufs sont à l'Ouest. Vichy s'est surtout étendu au Nord-Ouest, parce qu'il était resserré par la rivière, pendant longtemps difficile à franchir. C'est une considération dont pourront tenir compte les gens qui cherchent à s'établir chez nous.

Les raisons qu'on a invoquées pour expliquer ce fait d'observation, d'après lequel les villes tendent vers l'Ouest, sont très nombreuses. La meilleure est, croyons-nous, la suivante :

Les propriétaires cherchent des emplacements où l'air est pur ; ils évitent ceux qui sont exposés aux vents venant de la ville. L'Ouest de Paris est formé par le Bois de Boulogne et les Champs-Elysées. L'Est comprend La Villette et Pantin : jamais on n'a observé dans les premiers de ces quartiers les odeurs qui règnent dans les autres.

La nature du sol sur lequel on bâtit est très importante. Ici, le terrain, formé d'alluvions, est toujours perméable ; l'eau ne séjourne jamais à sa surface, c'est un avantage ; mais la nappe d'eau souterraine n'étant qu'à une faible distance des fondations, entretient de l'humidité dans les maisons. Le niveau de l'eau souterraine a une influence capitale sur la salubrité d'une ville. Il a été démontré qu'en certains endroits, la mortalité par phthisie diminue dans des proportions de cinquante pour cent quand cette nappe d'eau s'abaisse de quelques pieds.

Sur les terrains perméables les maladies épidémiques, telles que la fièvre typhoïde et le choléra, sont à redouter, parce que le sol qui absorbe, pour les conserver, tous les détritus et toutes les déjections, sert de milieu à des puits plus ou moins sains.

Sur les terres imperméables comme l'argile, on voit régner surtout la phthisie et le rhumatisme.

Dans tous les cas où le sol est imprégné d'eau, il faut faire du drainage soit avec des tuyaux, soit avec des pierres, c'est le seul moyen d'assainir.

Le voisinage des bois, des bosquets et des arbres, donne de l'humidité, qui vers les parcs se traduit par une légère brume, qu'on remarque surtout le matin.

Dans les quartiers excentriques il existe des terrains artificiels formés de terres rapportées et de détritus. De tels sols ne conviennent point pour bâtir, parce qu'ils sont le foyer de putréfactions et de fermentations. Ils peuvent cependant s'assainir à la longue sous l'influence des phéno-mènes atmosphériques.

La proximité des bâtiments voisins doit entrer en ligne de compte, dans le choix d'un terrain à bâtir, car il faut que l'air et la lumière arrivent librement à la construction.

II. — ORIENTATION D'UNE HABITATION

Il est reconnu depuis longtemps que l'orientation d'une maison est très importante pour sa salubrité. L'exposition du Midi est chaude, celle du Nord est froide et souvent humide. Une construction tournée à l'Ouest est exposée au vent et à la pluie ; à l'Est elle est un peu froide. Suivant que la maison devra servir toute l'année, ou l'été seulement, on lui donnera l'exposition la plus favorable.

Quand on choisira une exposition à l'Est ou à l'Ouest, on aura les rayons solaires obliques ou même horizontaux, qui pénètrent dans les appartements mais éclairent peu.

III. — CONSTRUCTIONS

Il faut pour les *fondations* un terrain solide et non la terre végétale ou l'humus. Leur profondeur est déterminée par l'architecte, elle varie avec le pays.

Les matériaux employés doivent être aussi solides et aussi compacts que possible, afin de ne pas s'écraser et de ne pas se laisser pénétrer par l'humidité. Il est inutile de dire qu'on ne bâtira pas pendant la gelée.

Les sous-sols, pour être sains, auront un *sol* imperméable recouvrant la terre où est bâtie la maison. Sans cela des gaz malsains pourraient se dégager dans l'habitation.

Quand l'imperméabilité absolue n'est pas réalisée, ou quand les murs sont formés de matériaux spongieux, l'humidité s'élève le long des parois. Celles qui sont exposées au contact de l'eau d'une façon continue, doivent être doubles. Les constructions faites d'escarbilles et de ciment sont très saines et faciles à faire ; elles possèdent, en outre, avec celles de brique, l'avantage de ne pas subir l'action du feu quand un incendie se déclare. On interpose parfois dans les murs une couche horizontale de goudron ou de plomb, afin de mettre une barrière à l'eau qui s'élève par capillarité.

Les parquets des maisons doivent être aussi isolants que possible, car ce sont eux qui préservent les plafonds placés au-dessous. Dans tous les cas où le plafond et le parquet sont séparés par un certain espace vide, il faut ventiler cet espace au moyen de trous pratiqués dans les murs ; sans cette précaution l'humidité produirait des moisissures et des fermentations.

Les toits en ardoises sont légers, mais trop bons conducteurs de la chaleur ; ils réchauffent la maison en été et la laissent se refroidir en hiver. Il en est de même des couvertures de fer, de zinc et de plomb.

Quelle que soit la forme du toit, les murs, avec leurs saillies et leurs corniches, seront protégés, pour que la pluie ne les endommage pas.

Les gouttières doivent être larges, faciles à nettoyer, accessibles dans toutes leurs parties. Les chéneaux de fer galvanisé, qui conviennent mieux que ceux de zinc, ne passeront jamais à l'intérieur des maisons, car ils pourraient produire une odeur de moisissure dans les chambres. Dans tout leur trajet il faut éviter les coudes, et donner à leur direction le plus de rectitude possible. Les tuyaux conducteurs de la pluie ne doivent jamais prendre leur origine au moyen d'un entonnoir placé sous une fenêtre, parce qu'ils dégagent des odeurs; leur ouverture inférieure sera en plein air ou dans un puisard parfaitement ventilé.

Il faut éviter ou recouvrir d'un enduit les fentes et les rainures des parquets, des carreaux ou des dalles, qui sont de vrais nids à poussière et à insectes.

Les murs auront un revêtement imperméable. Les carreaux de faïence conviennent très 'bien, mais sont froids ; le papier vernis est très bon aussi. Le papier ordinaire est parfois nuisible, parce qu'il contient du plomb ou de l'arsenic; il a, en outre, l'inconvénient de se laisser facilement imprégner par l'humidité et envahir par la poussière. Quand un cas de maladie infectueuse a été soigné dans une chambre, il faut changer la tenture.

Les plafonds doivent, dans tous les cas, être aussi unis que possible, afin que le nettoyage en soit facile.

IV. — Ventilation, éclairage et chauffage

L'air de nos appartements devient malsain sous l'influence de la respiration de l'homme ou des animaux, et par la combustion des foyers qu'on y entretient. Par l'effet de ces deux causes, l'oxygène diminue et l'acide carbonique augmente ; mais ce n'est pas là la principale raison de la nocivité de l'air : la présence de matières animales fermentescibles et de vapeur d'eau rend l'air malsain.

Comme il est difficile de mesurer les matières organiques, qui augmentent dans les mêmes proportions que l'acide carbonique, on s'est basé sur la quantité de ce gaz pour apprécier la qualité de l'air dans les appartements.

Il y a, à l'état normal, quatre « dix-millièmes » d'acide carbonique dans l'atmosphère. Chaque fois qu'il s'en trouve plus de dix dix-millièmes ou un millième, l'air est nuisible.

Une personne expire en moyenne deux cent quinze litres d'acide carbonique en dix heures, il lui faudra donc deux cent quinze mille litres d'air en dix heures ou vingt et un mille cinq cents litres en une heure, c'est-à-dire vingt et

un mètres cubes. Ceci revient à dire qu'un espace de sept
mètres carrés sur trois mètres de hauteur est nécessaire ;
car il faut bien se rendre compte qu'il n'y a guère que trois
mètres d'air utilisés dans le sens vertical ; les personnes
peuvent étouffer dans les foules, en plein air, faute de gaz
respirable.

Il est évident que dans nos habitations ordinaires la ventilation est nécessaire ; elle se fait par les portes, les fenêtres, les murs ou les cheminées. Elle est naturelle ou
artificielle : naturelle quand elle se fait d'elle-même, artificielle quand elle est faite à l'aide de machines. Il faut
renouveler l'air dans une moyenne de quatre-vingt à cent
litres par personne et par heure si la pièce est vaste. La
ventilation doit se faire sans produire de courant sensible.
En été, il suffit d'ouvrir deux fenêtres opposées pour ventiler ; l'hiver, il est nécessaire de recourir à d'autres
moyens. Les cheminées constituent de bons ventilateurs
quand elles tirent bien, l'air impur sort par là ; mais il
serait mieux de munir la partie supérieure des appartements
d'orifices communiquant avec des tubes placés le long du
tuyau de la cheminée. Par une telle disposition, les gaz les
plus impurs, c'est-à-dire les plus humides et les plus légers,
seraient entraînés par échauffement sans que les personnes
placées dans la salle en subissent les effets. C'est d'ailleurs
par la partie supérieure que s'opère la ventilation des
grandes salles publiques.

Voilà pour l'issue de l'air ; voyons maintenant comment
il convient de disposer les orifices pour son entrée : Chez
nous, on est dans l'habitude de n'en pas avoir. Les portes,
les fenêtres, les plinthes et le parquet, ont assez de fentes
pour donner des courants d'air, d'autant plus vifs qu'ils
sont plus resserrés. L'inconvénient d'un tel état de choses
est évident, et il n'est personne qui n'en ressente souvent
les effets. Si on donne une entrée convenable à l'air, il ne
passe plus par les fissures et les courants disparaissent.
L'air extérieur tend à pénétrer dans les appartements,
puisque celui qui y est contenu s'en va par la cheminée ; en

arrivant, il produit un courant ascendant, descendant ou horizontal, suivant la disposition de l'orifice ; ce courant est gênant, parce qu'il atteint les personnes qui habitent la chambre.

La meilleure disposition consiste à faire arriver l'air à un mètre environ au-dessus du plancher, dans une direction ascendante, de façon que le jet aille mourir sans force vers le plafond et redescende sans produire l'effet d'une douche d'air froid sur la tête des habitants. Une bonne méthode consiste aussi à diviser la colonne d'air dans des orifices petits et disséminés sur tout le pourtour de la chambre.

Quelque procédé d'aération que l'on emploie, ce que nous tenons à bien faire remarquer, c'est que le meilleur moyen d'éviter des courants d'air c'est d'avoir un ventilateur.

Des trous placés, suivant une bonne direction, dans les plinthes, dans les panneaux des portes et des fenêtres suffisent ordinairement à produire une aération convenable.

Dans les grandes villes, il peut être nécessaire de purifier l'air qu'on amène dans les salles ; pour cela on le fait réfléchir à la surface de bassins remplis d'eau ou de liquides antiseptiques, avant de le faire arriver à destination.

Les tubes de ventilation placés le long du tuyau venant de la cuisine, s'échauffent continuellement et fonctionnent toujours. Ils ne doivent, en aucun cas, s'ouvrir dans la cheminée, parce que la fumée pourrait refluer dans les appartements. Des becs de gaz ou des lampes allumés dans les cheminées, font un bon appel d'air dans les pièces qui ne possèdent pas de système de ventilation.

C'est en entretenant allumé un bec de gaz ou une lampe qu'on peut ventiler les cabinets d'aisances, où l'air se renouvelle d'une façon insuffisante.

Deux bougies ou une bonne lampe à huile vicient l'air autant qu'un homme ; un bec de gaz autant que six personnes ; il est vrai qu'il faudrait bien quarante ou cinquante bougies pour remplacer la lumière de cinq ou six becs de gaz. Sans entrer dans les considérations relatives à la valeur comparée des différents éclairages, nous ferons remarquer que les lampes électriques à incandescence, système Edison, semblent se rapprocher beaucoup de la perfection comme moyen d'éclairage. Elles donnent une lumière jaune peu fatigante et très égale. Enfin, elles chauffent très peu et ne consument pas d'oxygène.

Il est bon de munir d'un tube de dégagement, pour les produits de la combustion, les foyers de lumière à l'air libre. Un simple tuyau se terminant en entonnoir au-dessus de la lampe, suffit en général ; mais il existe une foule de globes lumineux ventilateurs, dont nous ne ferons pas la description.

Les foyers de lumière seront pourvus d'abat-jour, dont l'utilité est très réelle ; les globes de verre dépoli sont des objets fatigants pour la vue, quand ils sont trop brillants.

Les personnes qui travaillent le soir doivent savoir, que quelle que soit la lumière employée, elle pèche toujours par insuffisance, l'éclairage solaire étant évalué à cent mille bougies, distantes de un mètre. Les becs de gaz doivent être placés à un mètre quatre-vingts centimètres du sol au moins, pour ne pas chauffer la tête par radiation.

La production de la chaleur et sa conservation sont ce qui va maintenant nous occuper.

Les appareils de chauffage nous donnent du calorique par rayonnement direct, par rayonnement de leurs parois, par échauffement de l'air ou par ces trois procédés réunis. Les foyers découverts, comme ceux d'une cheminée, sont des types d'appareils à chaleur rayonnante. Les poêles donnent du calorique par rayonnement de leurs parois. Les calorifères et les systèmes de bouches de chaleur utilisent l'air qui circule autour de leur foyer.

Une cheminée fonctionnant bien est un des meilleurs modes de chauffage qui existe. Elle assure la ventilation, ne dessèche pas l'air et ne dégage pas d'acide carbonique dans la chambre. Son défaut consiste dans la dépense énorme de combustible qu'elle exige pour le peu de chaleur qu'elle fournit.

Si nous examinons les perfectionnements apportés au chauffage par les cheminées, nous voyons qu'il consista primitivement dans une accumulation de combustible allumé dans une chambre ; on eut comme résultat de la chaleur, mais aussi de la fumée et des gaz irrespirables. Pour parer à cet inconvénient, une ouverture fut faite dans le toit afin de livrer passage aux produits de la combustion ; le tirage étant insuffisant, on inventa la hotte et le tuyau destinés à conduire la fumée au dehors. Bientôt trois parois de la cheminée, sur quatre, descendirent jusqu'au sol pour entourer le foyer, qui put ainsi se débarrasser des gaz et des vapeurs. Toutes ces modifications contribuèrent à diminuer la chaleur rayonnante et à enlever l'air chaud. Comme remède, on rétrécit le passage entre la cheminée et le tuyau, ce qui facilita le tirage en évitant la déperdition de chaleur. Les parois latérales et postérieures du foyer furent ensuite inclinées à 45° pour augmenter le rayonnement. Lhomond inventa le tablier métallique mobile, qui permet de régler le volume et la rapidité de l'air traversant le feu. Des foyers mobiles, se tirant à volonté en avant du tuyau et offrant une grande surface rayonnante furent même adaptés aux cheminées. La chaleur par rayonnement avait été seule utilisée jusqu'ici, on songea à se servir des parois. Pour cela on construisit des foyers métalliques, dans l'épaisseur desquels passent des tuyaux offrant un circuit plus ou moins compliqué. L'air arrive par une ouverture communiquant avec l'extérieur, s'échauffe pendant son parcours et sort dans la chambre au moyen de bouches de chaleur. Une des causes principales qui font *fumer* une cheminée, c'est l'étroitesse de son tuyau par rapport à l'orifice d'entrée de l'air. Cet orifice doit être plus petit que le dégagement pour la fumée. Il faut veiller à ce que le conduit ne communique pas avec les cheminées voisines, disposition dangereuse : d'abord parce que les gaz irrespirables peuvent se dégager dans une chambre où il n'y a pas de feu allumé, ensuite parce que c'est une menace constante d'incendie. L'appareil ne tire pas s'il n'y a pas accès d'air dans la pièce où il est placé ; il

fume par certains vents, quand son tuyau est moins élevé
que le sommet du toit de la maison ou des maisons voisines.
Quand la cheminée est assez haute, le capuchon est inutile ;
dans le cas contraire, il est indispensable, parce qu'il augmente le courant d'air. Les capuchons mobiles ou tournants
sont rarement nécessaires et sont sujets à se déranger.

Les poëles constituent un mode de chauffage économique.
Ils dépensent peu, chauffent beaucoup et ne fument pas. On
les divise en deux sortes : les poëles à feu vif et ceux à feu
lent. Les poëles à feu vif, dont le poële de fonte est le type,
s'allument facilement, chauffent vite, mais s'éteignent de
même. Ils ne conservent pas longtemps leur chaleur ; mais
leur principal inconvénient, c'est qu'ils dessèchent l'air,
absorbent l'oxygène et laissent dégager un mélange d'acide
carbonique et d'oxyde de carbone à travers leur paroi sur-
chauffée. On a remédié aux défauts de ces poëles en les
doublant avec de la tôle ou en leur formant un foyer de terre
réfractaire, revêtue d'une paroi métallique. On a même
inventé des appareils thermostats ou thermhydriques don-
nant une chaleur constante et humide. Leur construction
rappelle les calorifères ou les cheminées à bouches de chaleur : dans l'épaisseur du poële sont placés des tubes où
circule de l'air qui, avant sa sortie, passe à la surface d'un
réservoir plein d'eau.

Pour modérer le tirage, on munit les tuyaux d'un registre
qui, étant fermé, fait refluer dans la chambre les gaz provenant de la combustion. Ceux ci peuvent occasionner alors
de graves accidents.

Les poëles à feu lent, dont le « Phénix » ou le « Chou-
bersky » sont les types les plus connus, diffèrent des
systèmes à feu vif en ce que la combustion ne se fait que
dans une partie du combustible accumulé dans leur intérieur.
Aussi on peut les maintenir allumés pendant de longues
heures, sans qu'il soit nécessaire de les recharger. Dans
ces appareils, le tuyau est placé à peu de hauteur au-dessus
de la grille ; et, comme il n'y a de courant et de combustion
qu'entre ces deux points, tout le charbon, placé au-dessus,

reste non enflammé. Il descend peu à peu, pour brûler à son tour, quand celui qui est au-dessous est consumé. Le grand danger de ces appareils, c'est la perméabilité du réservoir où se trouve amassé le combustible. Il s'y produit une accumulation d'acide carbonique et d'oxyde de carbone. On s'est efforcé de rendre la fermeture de ces poëles aussi hermétique que possible, par différents procédés. Malgré toutes les précautions, des accidents se sont produits, soit que le tirage se fît mal, soit qu'il y eut refoulement des gaz dans la chambre. Aussi nous pensons que ces appareils doivent servir tout au plus dans les couloirs, les vestibules, les salles à manger, mais doivent être absolument proscrits des chambres à coucher.

Les calorifères sont de deux sortes, à air ou à eau. Les premiers sont moins coûteux, mais donnent une température plus inégale que les seconds, qui conviennent mieux dans tous les cas où ils sont applicables et où ils sont construits solidement. Les autres appareils, tels que chaufferettes et braséros, ne doivent servir qu'en plein air, à cause des gaz qu'ils dégagent. A propos de chauffage, nous mentionnerons un appareil très simple, qui permet d'obtenir pour les bains, les douches ou la toilette, de l'eau chaude dans toutes les pièces d'une maison : c'est une plaque de fer, dans l'épaisseur de laquelle se trouve un tuyau décrivant une série d'U ; cette plaque sert de paroi au fourneau de la cuisine ; à une de ses extrémités vient s'aboucher un tube communiquant avec un réservoir placé en haut de la maison. Ce réservoir est alimenté par un robinet muni d'une soupape à flotteur. L'eau circule dans les tuyaux et passe dans les chambres où se trouvent des robinets. La provision se renouvelle spontanément au fur et à mesure de la dépense.

Après le chauffage, nous devons examiner les conditions qui empêchent le calorique de rayonner au dehors. Les parois minces, fenêtres, portes, placards, laissent passer la chaleur ; les murs s'échauffent et conservent le calorique. C'est un fait bien connu qu'une maison isolée est plus froide que celle qui est au milieu de plusieurs autres ; les coins de rue sont plus difficiles à chauffer que les façades. Les doubles fenêtres, les doubles portes, les portières, les tapis, empêchent le refroidissement. Mais le meilleur système d'avoir une maison chaude, c'est de la chauffer du haut en bas, de façon que l'air puisse passer d'une pièce à l'autre. Les cages d'escaliers font un appel d'air et permettent un courant continu de bas en haut, quand le chauffage est partiel.

IV. — Approvisionnement d'eau

L'eau dont nous nous servons doit être bonne à boire et bonne aux usages domestiques. Ici, celle des puits est crue, celle de la rivière est douce. Modérément crue, elle n'est pas nuisible à la santé ; mais ses sels forment, avec le savon, un composé insoluble. La mousse se produisant seulement quand tous les sels sont combinés, il faut d'autant plus de savon qu'il y a plus de sels.

Pour adoucir l'eau crue, le procédé le plus employé consiste à l'additionner d'un lait de chaux, transformant le bicarbonate en carbonate insoluble, qui se précipite. Le liquide est alors décanté ou filtré.

L'ébullition est aussi un bon procédé d'améliorer les eaux ; elle détruit les organismes, parfois nuisibles, qui s'y trouvent.

La quantité moyenne d'eau nécessaire, est cent vingt ou cent cinquante litres par personne et par jour.

Dans certaines villes, il existe un service intermittent dans lequel l'approvisionnement se fait une ou deux fois en vingt-quatre heures. Il devient alors nécessaire de posséder des citernes pour conserver l'eau. Là se déposent les matières tenues en suspension, ce qui est un avantage, compensé, il est vrai, par la facilité avec laquelle s'accumule la poussière.

Il arrive souvent qu'on réunisse, par un tuyau de décharge, les cabinets d'aisance à la citerne. Quand l'eau vient à manquer, les gaz peuvent remonter par aspiration et devenir une source de dangers. Ne pas réunir la provision d'eau à la cuvette des cabinets ou à l'égout, est une recommandation essentiellement importante.

Pour la canalisation, on se sert presque exclusivement de tuyaux de plomb, qui coûtent peu, durent beaucoup et sont très maniables, en raison de leur flexibilité. Ils ont l'inconvénient d'être facilement corrodés ; mais ce désavantage disparaît toutefois assez rapidement par la production d'un revêtement insoluble, qui tapisse la cavité du tuyau. Les tubes de fer à joints vissés, dont on a commencé à se servir, sont d'un usage qui se répand de plus en plus.

Il arrive parfois que les conduits de plomb soient attaqués extérieurement par l'acide carbonique du sol.

Les citernes et les réservoirs sont construits avec des matériaux variés. Le plomb a de nombreux inconvénients, le fer galvanisé doit lui être préféré. La pierre, la brique et l'ardoise, sont ce qu'il y a de mieux pour la construction des réserves d'eau, enfoncés dans la terre. Leur seul défaut, c'est d'être sujets à des fuites, qu'on a parfois l'imprudence de boucher avec de la céruse ou du minium.

Les citernes peuvent être construites de telle sorte que le nettoyage en soit automatique. Il suffit de leur faire un fond incliné et de placer à une certaine hauteur, le tuyau de distribution. Une seconde ouverture à la partie la plus déclive du réservoir, permet le nettoyage, qui s'opère par le simple écoulement de l'eau. Les citernes doivent toutes être munies d'un tuyau de trop plein, qui s'ouvre librement à la surface d'une cour et non dans les égouts ou les cabinets d'aisance.

Il arrive souvent que l'eau a besoin d'être filtrée. La filtration purifie de deux façons : d'abord par la séparation mécanique des matières tenues en suspension, et ensuite par la combinaison des substances organiques du liquide avec l'oxygène contenu dans les pores du filtre. Cette combinaison a pour résultat de transformer en nitrates et en carbonates les matières animales et ammoniacales contenues dans le liquide. Le filtrage doit être intermittent et s'opérer de haut en bas, s'il est continu et de bas en haut il devient rapidement inactif.

Le charbon animal constitue une bonne substance filtrante, mais il doit être parfaitement brûlé pour ne pas servir d'aliment à des myriades de petits vers. Le charbon silicaté, l'éponge de fer, forment de très bons filtres. On construit aussi des appareils à double et à triple filtration, avec aération de l'eau ; nous n'insisterons pas sur ces appareils, non plus que sur les filtres de porcelaine Chamberland, qui nécessitent, pour fonctionner, une pression d'eau assez forte.

La pluie qu'on recueille a besoin d'être filtrée ; on peut disposer dans les citernes des matériaux qui permettent à l'opération de se faire.

Comme l'eau de nos puits passe à travers les couches du sol, il convient de ne pas placer les fosses à fumier ou les puisards trop près des endroits où sont les puits ; il faut surtout les rendre parfaitement étanches.

V. — Enlèvement des ordures

Les débris des cendriers, les restes de la cuisine, constituent des ordures qui doivent être enlevées aussi rapidement que possible de nos habitations. Il y aurait sans doute peu d'inconvénient à conserver les débris des foyers, mais on est dans l'habitude de jeter dans la boîte aux cendres une foule de substances organiques qui pourrissent en dégageant, pendant l'été, une odeur insupportable. Les débris de légumes, mis sur le feu à la fin de la journée, se dessèchent la nuit et servent à allumer le feu du lendemain.

Les matières fécales sont enlevées au moyen de deux systèmes : tantôt elles sont entraînées par l'eau à mesure qu'elles tombent, tantôt elles sont gardées dans les fosses que l'on vide plus ou moins fréquemment. Les fosses consistent souvent en un simple trou, qui laisse filtrer les liquides jusqu'aux puits les plus voisins. De tels réservoirs, placés au-dessous des maisons, offrent de sérieux inconvénients, sans parler des odeurs qui s'en dégagent; les gaz qui s'y forment sont fort nuisibles. Les drains et les chêneaux ne doivent jamais déboucher dans ces fosses, qu'ils feraient déborder en occasionnant des accidents.

Dans les villes, les vidanges se font, en général, d'une façon périodique, et les fosses d'aisance sont ordinairement étanches. Parfois elles sont en communication avec les égouts, dans lesquels s'écoule la partie liquide des ordures, tandis que le solide reste sur un tamis. A Paris et dans bien des villes, ces fosses, placées au milieu de la cour, ne sont guère ventilées que par le conduit qui provient des cabinets de chaque étage; aussi sont-elles une cause d'infection. Les ouvriers chargés de les vider étaient souvent asphyxiés quand ils opéraient avec des seaux. On a depuis assez longtemps écarté les dangers d'asphyxie, en perfectionnant les pompes et en diminuant la capacité des réservoirs, qui sont devenus de simples baquets, que l'on vide chaque semaine ou chaque jour, et qui ont pris le nom des fosses mobiles. On a reconnu ainsi la nécessité d'éloigner le plus rapidement possible de nos habitations, les ordures, qui sont toujours une source de danger.

Quand dans une localité il se produit une agglomération de personnes, devant séjourner d'une façon temporaire seulement, on a parfois avantage à installer des cabinets d'aisance, où les matières se mélangent avec de la terre desséchée ou de la cendre. Il se produit alors une masse inodore et sèche qui peut servir d'engrais. En ville, cette disposition n'est pas pratique, à cause du poids énorme de terre à transporter; mais dans les foires, les courses de chevaux ou les cantonnements de soldats, ce procédé est assez utile. On a même inventé des systèmes dans lesquels le poids du corps fait mouvoir une grille laissant tamiser la terre au-dessus des ordures. Nous ferons remarquer que les monceaux de terre et d'ordures, s'ils sont sans odeur, ne sont pas toujours inoffensifs quand ils sont exposés à la pluie, car ils laissent filtrer une eau entraînant dans les puits voisins une foule de matières organiques.

VI. — Des eaux vannes et des égouts

A la campagne, les eaux vannes provenant des usages domestiques, sont envoyées dans des drains placés sous la terre, qu'elles servent à fertiliser. En ville, elles sont déchargées dans les égouts. Dans l'un et l'autre cas, elles s'écoulent peu à peu; si la pente des conduits n'est pas très grande, elles laissent déposer des matières grasses, qui obturent bientôt les tuyaux. Enfin, les canaux dans lesquels passent ces liquides, conservent une odeur désagréable qui se répand dans les appartements.

Pour remédier à ces inconvénients, on doit se servir d'appareils à siphon se vidant lorsqu'ils sont pleins et produisant une chasse d'eau assez énergique pour balayer tout ce qui pourrait s'arrêter dans les conduits. L'ouverture doit avoir la forme d'un U, de telle sorte qu'il reste toujours du liquide servant de soupape entre le puisard et l'extérieur.

Les conduits des eaux vannes doivent être parfaitement étanches, de même que toutes les ramifications des égouts.

Les conduits formés de tubes de grès conviennent très bien. Il faut que leur calibre soit en rapport avec la quantité d'eau qui doit passer, car sans cela le lavage s'y ferait difficilement. Si l'eau est peu abondante, on la laisse s'accumuler quelque temps pour l'envoyer tout d'un coup. Tout conduit un peu long doit être muni, de distance en distance, d'une pièce mobile permettant d'inspecter sa cavité. La ventilation doit toujours y être parfaite, et si des odeurs se dégagent des égouts, cela tient à ce que les ventilateurs sont insuffisants. L'air circulera partout librement; des tubes ventilateurs, s'élevant au-dessus des maisons, partiront des ramifications des canaux pour que les gaz délétères ne s'y accumulent pas.

Les puisards où se rendent beaucoup de petits égouts domestiques, ne doivent exister dans les villes qu'à l'état d'exception et là où l'on ne peut faire autrement. En laissant filtrer les eaux vannes, ils rendent le sol malsain. Lorsqu'on est obligé de les creuser, il faut qu'ils soient aussi

loin que possible des habitations et surtout des puits servant à l'alimentation. Il faut enfin les ventiler complètement.

Les canaux se rendant au puisard ou à l'égout ne doivent
pas être en briques séparées, car ils ne seraient pas suffisamment étanches et permettraient aux rats de remonter dans
les maisons en soulevant les parties mal scellées. Ces animaux
peuvent, non seulement causer du dommage, mais consti-
tuer un danger pour l'hygiène, car l'on comprend qu'ils
puissent, en souillant des aliments, communiquer des maladies contagieuses.

VII. — DES CABINETS D'AISANCE A EAU OU WATER-CLOSETS

La forme la plus simple de cuvette, celle qui est le moins
sujet à se déranger, consiste en un simple entonnoir de
faïence, muni d'un tuyau d'eau arrivant, suivant une direction tangente sur le bord supérieur. Les inconvénients du
système consistent dans la nécessité d'avoir un tuyau de
large dimension, pour laver la cuvette. Il y a, en outre, du
danger à brancher directement sur une citerne ou sur une
conduite d'eau servant à l'alimentation le tuyau qui se
rend à cet entonnoir; car le robinet n'étant pas toujours
fermé soigneusement, va laisser écouler l'eau en pure perte;
et quand l'eau va manquer, les gaz des fosses remonteront
par le tuyau pour souiller le réservoir d'eau potable. Aussi
faut-il pourvoir l'appareil des cabinets d'un petit réservoir
de huit ou douze litres, se vidant chaque fois qu'on en fait
usage et se remplissant spontanément au moyen d'une soupape à flotteur. Les deux inconvénients : perte d'eau et
danger provenant des gaz, sont ainsi évités. Il faut que le
réservoir soit situé à six pieds au-dessus de la cuvette,
afin que le liquide ait une pression suffisante pour tout laver
et tout entrainer.

Certaines cuvettes ont leur ouverture inférieure placée
sur le côté au lieu d'être directement en bas. De tels bassins
offrent deux avantages : le premier, c'est qu'ils conservent
toujours de l'eau ; et le second, c'est qu'on ne peut s'en

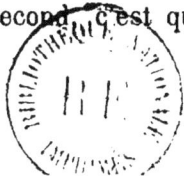

2

servir à sec, ce que l'on peut faire avec les cuvettes en forme d'entonnoir. Avec le système à ouverture latérale, les matières s'accumulent et rendent l'usage du bassin impossible si la chasse d'eau n'existe pas. C'est un moyen d'avoir des cabinets toujours propres. On munit ces cuvettes d'un siphon, formant avec elles, une seule pièce; ce siphon est destiné à jouer le rôle de soupape hydrostatique, l'eau qui reste dans le fond du tube en U interrompt la communication entre le bassin et le conduit des fosses d'aisance.

L'appareil dont on se sert le plus communément dans les habitations, est une cuvette munie d'une soupape métallique à rebords, qui la fait plus ou moins ressembler à une casserole. Au-dessous se trouve un réservoir en forme d'U ou de D renversé. Cet entonnoir en D ou en U devient très rapidement sale, et comme il est rarement ventilé par un tuyau qui se rend à l'extérieur, il laisse échapper de l'odeur chaque fois qu'on manœuvre la soupape.

Ce réservoir inférieur, s'il est en plomb ou en tôle, ce qui arrive souvent, s'oxyde et s'amincit par l'usage, jusqu'à laisser échapper les gaz et les matières. Les meilleurs appareils sont ceux dans lesquels le réservoir, placé sous la cuvette, étant aussi petit que possible, se trouve toujours ventilé. Les systèmes doivent être très simples et ne nécessiter qu'un seul mouvement pour être vidés et nettoyés. Il faut toujours prévoir que les gens qui se serviront d'une cuvette de cabinets d'aisance, seront aussi négligents qu'on peut le concevoir. Les tuyaux de fosses sont souvent de plomb ou de fer; ils doivent, en tous cas, être parfaitement étanches. S'ils sont en plomb, il faut les protéger au moyen de tuyaux de grès dans leur trajet à travers nos habitations; on fera bien de les enchâsser dans les murs, pour que la saillie qu'ils font ne soit pas trop grande. En raison de leur nombreux joints, les tuyaux de grès ne doivent pas servir à l'intérieur des maisons. Pour ventiler ces conduits, il ne suffit pas de les munir d'un tube de deux ou trois centimètres de diamètre, les faisant communiquer avec l'extérieur, il faut que les conduits se continuent à plein canal jusqu'au sommet de la maison, plus haut que l'arête du toit, et qu'ils se terminent par un tuyau muni d'un capuchon. Une telle disposition empêche le gaz de s'accumuler et de s'échapper ensuite dans les appartements. Quand de tels conduits sont verticaux, ou branche obliquement sur eux des tuyaux se rendant aux water-closets placés aux divers étages. On a proposé de faire déboucher dans un entonnoir, en plein air, ces branches de conduits, en plaçant le tuyau principal en dehors de la maison. Il existe enfin certains sièges mobiles qui, placés en dehors de l'habitation, sont rentrés par la manœuvre d'une trappe lorsqu'on veut s'en servir.

Telles sont les dispositions principales que l'on pourra prendre quand il s'agira d'aménager une maison, de façon à se garantir le plus possible des dangers qui nous entourent.

HYGIÈNE DE L'ENFANCE

SOINS A DONNER AUX ENFANTS

« *Rien n'est humble et superflu de ce qui peut contribuer à la conservation des enfants.* » Aussi devra-t-on excuser les détails un peu trop spéciaux dans lesquels nous entrerons parfois à propos de la nourriture, du coucher ou de l'habillement des nouveaux-nés.

Nous nous occuperons successivement de la manière d'élever les enfants depuis leur naissance jusqu'à leur sevrage, de leur sevrage à leur entrée à l'école, et enfin nous indiquerons les défauts hygiéniques et les dangers de l'instruction telle qu'elle est comprise dans les colléges et les lycées.

I. — NOUVEAU-NÉ

Dès qu'un enfant est né et qu'il a crié, il convient de le plonger dans un bain à la température de 34 à 36° sans cela l'impression de l'air froid pourrait amener le refoulement du sang de la périphérie vers les viscères et provoquer l'asphyxie. Cette pratique a l'avantage de nettoyer l'enfant, et de le débarrasser des substances grasses dont sa peau est plus ou moins recouverte.

Après ce bain, qui ne doit pas être de longue durée, l'enfant sera essuyé avec un linge sec, puis habillé et tenu chaudement dans son berceau. Ce petit lit doit être élevé d'un mètre environ, pour être plus à portée de la main et plus loin de l'atteinte des animaux que s'il était au niveau du sol. Les jeunes enfants ne doivent, en aucun cas, être placés sur un fauteuil ou un canapé, car ils seraient exposés à des chutes dangereuses et à des accidents beaucoup plus graves de la part de visiteurs inattentifs ou émotionnés.

Pendant les vingt-quatre ou quarante-huit premières heures on donnera au nouveau-né de l'eau sucrée avec un peu de fleur d'oranger, et on le présentera au sein de la mère de temps en temps.

II. — NOURRISSONS

Les nourrissons doivent être tenus dans des vêtements chauds, mais non étroits ou serrés.

Les maillots emprisonnant les bras seront absolument abandonnés. Ceux qui n'enveloppent que la partie inférieure du corps depuis les aisselles, sont utiles en hiver, quand le temps est froid ; mais ils doivent rapidement faire place à un vêtement plus ample et plus en rapport avec le besoin de mouvement des enfants. Ceux-ci porteront alors des bas montant au moins jusqu'au genou et des vêtements qui les recouvrent bien jusqu'au cou ; les manches doivent être longues.

Il faut donner beaucoup d'air aux nourrissons, les sortir toutes les fois qu'il fait beau, et aérer deux fois dans la journée les pièces où ils se tiennent. On aura soin de leur faire tous les jours des ablutions à l'eau tiède, et, quand on les couchera, de les laisser s'endormir seuls dans leurs berceaux.

Nourriture. — (a) Lorsque la mère a du lait en abondance, l'enfant ne doit pas avoir d'autre nourriture. Pendant le premier mois, il faut le faire téter toutes les deux heures : les nouveaux-nés sont incommodés et parfois malades si les tétées sont plus rapprochées.

(b) Si la mère n'a qu'une petite quantité de lait, elle

le donnera à l'enfant, dont on complètera la nourriture par un mélange que nous indiquons plus loin. Mais les bouillies, les pâtes, les farines, l'arrow-root, les biscuits, doivent être rigoureusement proscrits de l'alimentation. Avant l'âge de sept mois, on doit bien se garder de faire prendre ce genre de nourriture, à moins qu'il n'ait été prescrit par un médecin.

Une bonne pratique, quand la mère a un peu de lait, consiste à faire boire à l'enfant une petite tasse de lait de vache une demi-heure avant la tetée : de cette façon, le nourrisson se rassasie au sein et ne fatigue ni la nourrice ni lui-même par des efforts inutiles.

(c) Lorsque l'allaitement est entièrement artificiel, il faut le faire au moyen de la cuiller, du petit pot ou d'une bouteille dans laquelle on met du lait chaud et de l'eau.

De savoir quelle sorte de lait on doit préférer, c'est là une grande question et importante : à la campagne, on choisira une chèvre ou une vache allaitant depuis deux ou trois mois. Quand on aura reconnu, au préalable, qu'elle est bien portante, on aura soin de ne pas la changer. A la ville, et surtout l'été, de préférence à du lait de vache dont on ignore la provenance et la qualité, on prendra du lait condensé, à la condition qu'il ne le soit pas trop fortement.

Pendant le premier mois, une cuillerée à thé de cet aliment suffit pour quatre ou cinq cuillerées à soupe d'eau. Il n'est pas nécessaire d'y ajouter du sucre.

Quand on pourra donner au nourrisson du lait de vache frais et de bonne qualité, on le mélangera d'une partie égale d'eau pendant le premier mois, et plus tard on en mettra deux fois plus que d'eau. Dans chaque verre de mélange, on ajoutera un petit morceau de sucre.

Si ce liquide n'est pas bien digéré, il faut essayer l'eau d'orge au lieu d'eau simple.

Si l'enfant a la diarrhée, on remplacera l'eau d'orge

par l'eau de riz. L'été on fera bouillir le lait avant de le donner, de façon à détruire tous les germes de fermentation qu'il pourrait contenir.

Pendant le premier mois, l'enfant fera ses repas toutes les deux heures et plus tard toutes les trois heures. Si l'on peut habituer les nourrissons à boire à la cuiller ou au petit pot, on les nourrira sans biberon ; mais, si l'on est obligé d'avoir recours à cet instrument, dont on a dit tant de mal et tant de bien, on le choisira d'une forme simple : la meilleure est l'ancienne bouteille droite munie d'une tétine de caoutchouc, sans tube d'aucune sorte. Les tuyaux et les bouchons des biberons perfectionnés ne peuvent être suffisamment nettoyés à l'intérieur ; aussi ils restent sales et font aigrir le lait. Après chaque repas, il faut rincer la bouteille et la mettre dans l'eau jusqu'à ce qu'on ait à s'en servir de nouveau. Tous les jours une fois, on la nettoiera soigneusement dans une légère solution de carbonate de soude, puis dans l'eau pure ou dans du thé léger. Pour rien au monde on ne doit faire resservir le lait qui reste au fond de la bouteille, il faut toujours en préparer une nouvelle quantité.

Développement du nourrisson. — (d) Telles sont les règles à suivre pour élever les nourrissons, règles qui ne doivent pas être étroites et inflexibles, mais qu'il convient de modifier suivant les nécessités.

Certains enfants sont faibles en naissant, se développent lentement et réclament un allaitement prolongé ; d'autres supportent très bien une nourriture féculente. En tous points, on devra s'en rapporter à leur santé, pour connaître s'ils sont bien nourris et si les aliments leur profitent. S'ils se portent bien, c'est que la nourriture est bonne ; s'ils n'augmentent pas de poids, c'est qu'elle est insuffisante ou de mauvaise qualité.

Le nouveau-né doit prendre de 25 à 30 grammes de poids par jour pendant les six premières semaines. S'il prend moins, et surtout s'il diminue, c'est qu'il est mal nourri ou qu'il est malade. On devra le peser régulièrement et conserver le chiffre de son accroissement.

Pour le jeune enfant, rien ne vaut le lait de la mère, il y a, pour ainsi dire, « *conformité de nature* » entre ce liquide et les besoins de celui-ci ; si, pour des raisons que le médecin seul doit apprécier, l'allaitement maternel est impossible, il faut prendre une nourrice, et s'en rapporter, quant au choix, à un médecin éclairé plutôt qu'aux influences des parents ou des amis.

Si l'allaitement au sein est impossible, l'élevage à la main est le seul parti qui reste. Il est difficile, délicat, mais permet cependant, quand il est bien conduit, d'obtenir de bons résultats.

III. — SEVRAGE PROGRESSIF

(a) A l'âge de sept mois, on peut commencer à faire faire quelques repas au lait, mais si la nourrice est bonne et si l'enfant vient bien, cela est inutile.

Les premiers aliments que l'on donnera sont les bouillies : on les fait en épaississant du lait avec de la pure farine de froment. Avec une cuillerée à thé de farine délayée dans un verre de lait froid, on fait une pâte que l'on met bouillir doucement en agitant pendant vingt minutes. La farine Nestlé, qui se prépare à l'eau seulement, convient également à cet âge.

La quantité d'aliments doit être augmentée à mesure que l'enfant grandit et se fortifie. Il est bon de ne pas trop prolonger, après l'âge de douze mois, l'allaitement au sein, qui peut devenir nuisible à la mère... et même à l'enfant, disent quelques hygiénistes. Le bouillon et les potages peuvent se donner en même temps que le lait depuis l'âge de huit mois. A un an, on peut donner des œufs et des pâtes.

La viande hachée, bien réduite en pulpe fine, se donnera après dix-huit mois et seulement en petite quantité. Le fromage, le vin, la bière, les liqueurs doivent être absolument proscrits. Il doit en être de même des sirops, pour les dents, quels qu'ils soient.

Dans les conditions ordinaires, un enfant est sevré à dix ou quinze mois. Pendant tout le temps que dure cette transition délicate entre l'usage d'un aliment unique, le lait, et celui de tous les aliments que l'industrie nous procure, il convient d'agir lentement et progressivement.

Suivant en cela les conseils de M. Fonssagrive, nous recommandons l'usage du lait ou d'une nourriture dont la base est essentiellement constituée par lui.

IV. — HYGIÈNE DES ENFANTS APRÈS LE SEVRAGE

(b) Nous ne saurions trop nous élever contre cette habitude, qu'ont certains parents, de mettre à table leurs enfants dès que ceux-ci peuvent s'y tenir, on voit même des personnes attacher leurs enfants au dossier de la chaise quand leur corps est trop faible pour rester droit : dans ces conditions, on s'expose à provoquer des inflexions vicieuses de la colonne vertébrale, et l'on excite l'appétit des bébés par la vue de mets qui ne leur conviennent nullement, et que la tendresse à courte vue des mères ne sait leur refuser.

En maintenant les jeunes enfants dans des chambres vastes et bien aérées, en leur faisant prendre leurs repas en dehors de la salle à manger, remplie d'odeurs et de fumée de tabac, on leur évite de nombreuses indigestions, sans parler des diarrhées infantiles et du rachitisme, favorisés, sinon engendrés par l'usage trop précoce des viandes, et les habitudes « d'omnivorité ».

Les dents et les mâchoires des enfants doivent acquérir une certaine force avant de déchirer les viandes et de broyer les sûcreries : n'excitons donc point leurs appétits par des mets qui ne leur conviennent pas, et sachons attendre le plaisir de les voir à table comme des « hommes » écoutant et jugeant assez tôt des conversations qu'ils n'ont nul besoin d'entendre.

Alimentation des enfants sevrés. — (c) Malgré l'opinion du Dr Ballet et des élèves du professeur Bouchard, qui ont trouvé « la dyspepsie et l'anémie des mangeurs de soupe », nous pensons que cet aliment convient très bien aux enfants, et nous appuierons notre avis sur le passage suivant de l'hygiène du professeur Fonssagrive : « Un des spectacles qui caresse le plus agréable-« ment l'instinct d'un hygiéniste, est la vue de cinq ou « six enfants de la campagne joufflus et vigoureux, ran-« gés autour d'un nombre égal d'écuelles d'où déborde « une soupe compacte, y introduisant laborieusement « leur cuiller, si ce n'est leurs doigts, et s'escrimant à « qui mieux mieux contre cet aliment primitif, sans « doute, mais si simple, si digestible, si nourrissant, « j'oserais dire si honnête. Le potage de luxe fait au-« jourd'hui une rude concurrence à cette soupe rustique, « avec laquelle on nous a construit cependant des « Bayard et des Duguesclin. Je n'hésite pas à affirmer, « dussé-je amener un sourire sur plus d'une lèvre, « que la restauration de la soupe classique dans les « mœurs alimentaires des enfants serait une des réfor-« mes hygiéniques les plus considérables de notre « époque ».

Un tel aliment rassasie les enfants sans leur donner d'indigestion, les nourrit sans crainte des funestes effets de la gourmandise et satisfait « l'appétit de nutrition » sans que celui du palais soit excité outre mesure. Pour peu qu'ils aient avec cela du pain entre les repas et un peu d'eau comme boisson, on aura le régime idéal du jeune âge, que conseillait Loke. A trois ans, on peut commencer à donner de la viande en nature : en recommandant la soupe et en proscrivant la viande avant cette époque, nous n'avons pas entendu proscrire tout aliment dans lequel elle entre, les potages, par exemple, nous avons voulu simplement montrer qu'il est dangereux de donner trop tôt de la viande aux enfants ; de même rien n'est plus malsain pour eux que le sucre et tous ses composés.

Dans les pays du Nord, le vin étant un liquide de luxe, est rarement donné aux jeunes enfants, et l'on sait qu'en Angleterre les femmes se retirent avec eux à la fin du repas, lorsqu'on apporte le vin. Dans ces conditions, il n'y a pas d'abus à craindre ; mais chez nous, où il est admis que le vin donne des forces, combien de fois voit-on, après un grand dîner, les enfants la face rouge, l'œil brillant, jaser, babiller plus qu'il ne convient, et par là exciter le rire et l'admiration de la société ?

« Autrefois, l'enfant était considéré comme un enfant » et menait à part une vie régulière et tranquille. Aujourd'hui, il a pris de l'importance et, à table, c'est lui qui est l'objet de toutes les attentions et de toutes les conversations.

Il résulte d'une telle éducation que son appareil digestif, surmené et maltraité, lui prépare pour plus tard des dyspepsies qui assombriront son caractère et qui en feront, à vingt ans, un vieillard grincheux, si les surexcitations répétées que produisent le vin, le café, les liqueurs mêmes, ne détraquent pas d'avance son faible cerveau.

Que voit-on dans les pensions et les collèges ? des écoliers de quinze ans se promenant gravement comme des philosophes ; à vingt ans, ce sont des vieillards blasés sur toutes les joies de la vie, et à vingt-cinq ans, des êtres à l'existence manquée, des ratés, des gens déraillés, hors de la société. Tout cela parce que, d'enfants qu'ils étaient, on en a fait des hommes avant l'âge et qu'on les a fatigués et usés d'autant plus vite qu'ils étaient moins formés et moins résistants.

Distribution des repas. — (d) Les heures auxquelles il convient de donner les repas des enfants, n'ont rien d'absolument fixe ; l'essentiel, c'est qu'ils soient assez rapprochés parce que chez eux la digestion se fait vite. Dès son lever, « l'enfant est visité par Monsieur l'Appétit » ; aussi le premier repas se fera dès le lever, et le dernier avant le coucher. Malgré l'opinion généralement répandue qu'on digère mal au lit, les collégiens, qui vont se coucher immédiatement après le souper, ont rarement des indigestions. Il faut d'ailleurs savoir que si se mettre au lit une demi-heure ou une heure après

le repas peut, en hiver, troubler la digestion, cet inconvénient n'existe plus quand on va se coucher en quit-
tant la table.

Vêtements. — (e) Ces quelques considérations sur
sur le régime alimentaire une fois connues, occupons-
nous de l'habillement et de l'habitation.

Règle générale : nous couvrons trop les enfants, et
bien que depuis quelques années les modes anglaises
aient amené chez nous l'usage des vêtements amples,
il arrive souvent qu'on les serre inutilement. Il y a, à
les trop couvrir, deux sortes d'inconvénients : les habits
très chauds font transpirer aux moindres mouvements,
et si la promenade ou les jeux sont interrompus, ils
laissent le corps se refroidir et provoquent des rhumes.
En outre, l'atmosphère tiède et confinée produite par
les vêtements épais, ralentit la circulation et gêne la
transpiration. Sous cette influence, les enfants deviennent pâles, s'étiolent et restent chétifs en attendant
qu'ils trouvent une occasion de maladie contagieuse, à
laquelle ils ne sauront résister.

Dans le jeune âge, la peau, très vasculaire, rougit
facilement et pâlit de même. Ne restreignons pas cette
circulation et cette transpiration par laquelle les échan-
ges gazeux du sang s'accomplissent presque autant que
par les poumons. Plus un enfant a le teint vif, mieux
il se porte. Sans aller jusqu'à la pratique des Grecs,
qui faisaient des cures d'insolation en s'exposant tout
nus au soleil pour se fortifier, laissons, en été surtout,
nos enfants jouer en plein air, dans des vêtements amples et où l'air circule facilement.

Le linge surtout doit être très aéré ; on peut le faire
chauffer légèrement en hiver, mais il faut bien se garder de le mettre sous les couvertures, car il s'imprégne-
rait de principes âcres provenant de la transpiration de
la nuit et serait malsain. Les habits serrés et ajustés,
peu employés aujourd'hui, gênent la circulation et peuvent donner des attitudes vicieuses, sources de déformations ultérieures.

A quel âge convient-il de changer les enfants de vêtements ? c'est là une question de mode, de jugement de la part des parents ; elle n'a rien à faire avec l'hygiène, car elle dépend de la taille, de la force et du développement. Toutefois, nous devons dire que les bretelles ne conviennent pas, parce qu'elles tiennent mal sur les épaules ; que les ceintures serrant le ventre gênent la digestion et la circulation et que les corsets sans baleine avec épaulettes remplissent avec avantage les indications des bretelles, qui sont de soutenir la culotte, sans provoquer de constrictions.

La coiffure du jeune âge se composera d'abord d'un bonnet, que l'on enlèvera de temps en temps, à trois ou quatre mois, pour habituer l'enfant à rester et à dormir tête nue ; à l'âge de trois ou quatre ans, on fera bien de supprimer toute espèce de coiffure lorsque la température le permettra.

Les chaussures seront souples et chaudes, mais pas trop larges afin de ne pas entraver.

Soins de la peau. — (f) La peau doit faire, chez tout individu, l'objet d'une attention particulière. L'importance de cette partie de l'hygiène infantile a été reconnue depuis trop longtemps pour qu'il soit nécessaire d'y insister longuement. Les lotions froides, les douches et les traitements hydrothérapiques peuvent être administrés dès la plus tendre enfance, dès l'âge de trois ans, comme le conseille Fleury.

Les parents qui, depuis quelques années, ont pris l'excellente habitude de donner des bains presque tous les jours, ou tout au moins de faire des lotions dès la naissance, doivent continuer après le sevrage. En abaissant graduellement la température de l'eau pendant l'été, ils habitueront vite les enfants à l'eau froide et les rendront moins sensibles aux refroidissements et aux rhumes.

Quant aux bains de rivières, si faciles à prendre dans beaucoup de villes, nous ne saurions trop les recommander à la condition qu'ils soient courts et soumis à une surveillance sérieuse de la part des parents. La natation est un exercice utile et salutaire. Elle est facile à connaître ; mais pour devenir bon nageur, il il faut avoir appris dès l'enfance. Ceux qui pratiquent régulièrement cette partie de la gymnastique, lui doivent non seulement d'agréables moments, mais encore une vigueur, une agilité et un sang-froid en présence de l'eau, que les autres individus ne sauraient acquérir.

Exercices. — (g) La natation nous offrant une occasion de parler de la gymnastique dans le jeune âge, nous allons d'abord nous expliquer sur ce que nous entendons par le mot gymnastique.

A notre avis, cette partie de l'éducation, que tous les hygiénistes se plaignent de voir négligée, ne consiste pas en des tours de force ou d'agilité. Elle est, et doit être pour les enfants « *l'éducation des muscles* » ; éducation qui a pour but de fortifier les muscles et de les habituer à obéir avec méthode, précision et exactitude, à la volonté. Elle pourra être commencée dès l'âge de cinq ou six ans, quand les os auront assez de rigidité et de résistance. La gymnastique de mouvement forme le maintien, corrige les attitudes vicieuses et combat les déviations qui tendent à se montrer dès le jeune âge. Sans insister sur cette pratique, nous dirons qu'il convient d'exercer les muscles du corps, ceux de la tête et du cou, du tronc, des membres supérieurs et des membres inférieurs.

Si les enfants manifestent de la faiblesse, exagérée du côté gauche, il convient d'exercer spécialement cette partie du corps et de ne pas trop combattre l'ambi-dextrie.

A cette éducation, des muscles de la locomotion, doit s'ajouter celle des muscles de la respiration et de la voix. Respirer, est l'acte essentiel à la vie et on doit développer autant que possible la capacité respiratoire des enfants. Pour cela il suffit de les laisser se livrer à leurs jeux favoris, tels que la course, le saut, la lutte et enfin le chant.

Les parents ne doivent pas craindre outre mesure les accidents, qui sont pour ainsi dire nécessaires ; tels que les chutes de leur hauteur, les légères coupures ou piqûres. De tels incidents instruisent les enfants, les aguerrissent, les rendent plus adroits et contribuent souvent à leur éviter des accidents plus graves.

Le chant, la lecture à haute voix, qui faisaient partie de la gymnastique suédoise au commencement de ce siècle, exercent sur la voix et sur la capacité respiratoire une action des plus utile. Comme le fait remarquer M. Legouvé, « fortifier la voix, c'est non seulement développer la puissance vocale, mais encore la force des poumons et du larynx. »

« Enfin, comme M. Bardoux, je n'ai pas besoin de « vous dire combien cet art est utile dans une société « démocratique, chez un peuple qui fait lui-même ses « affaires, qui délibère, qui a des reunions, des comités, « des assemblées de toute sorte. »

(h) *Coucher*. — L'enfant s'étant levé de bonne heure par goût, car tout enfant est naturellement matinal, ayant dans la journée fait au moins trois repas et deux collations, s'étant amusé, ayant couru et fait du bruit, ira se coucher quand il commencera à s'endormir. « Il convient, suivant le proverbe allemand, d'aller à table avec des dents acérées et au lit, avec des jambes harassées. » Le sommeil sera ainsi prompt, profond et réparateur. Rien n'est plus malsain que d'envoyer, par punition, les enfants se coucher de bonne heure car, une fois dans leurs lits, ils s'agitent et dorment mal, quand ils ne prennent déjà de mauvaises habitudes.

Le lit doit être placé en dehors des courants d'air, mais dans une chambre assez vaste et bien aérée ; il ne doit pas avoir de rideaux maintenant l'air confiné.

Le lit sera dur, horizontal et pourvu d'un léger traversin de crin, plutôt que de plume.

Les lits trop mous, ceux de plume en particulier, forment des creux et des dépressions, de véritables fosses où le corps est enfoui dans une sorte de bain de vapeur, quand il n'est pas baigné de sueurs ou d'urine. La plume absorbe facilement les liquides et se sèche lentement.

Le traversin de crin est préférable à celui de plume qui, maintenant trop de chaleur autour de la tête, provoque de la rougeur et de la congestion.

Enfin, le lit doit être assez élevé pour être en dehors des courants d'air qui se produisent presque toujours sous les portes, quand les chambres n'ont pas de ventilateurs.

Quant à la position à prendre pour dormir, elle est laissée, le plus souvent, au gré et à la fantaisie de chacun. C'est sur le dos et les bras hors du lit, qu'il convient de faire dormir les enfants.

Dans cette position on évite chez eux les frottements capables de produire les excitations génésiques. Les rhumes, les douleurs d'épaules pour s'être découvert pendant la nuit sont très rares, si l'on est habitué de bonne heure à dormir les bras à l'air.

Jusqu'à l'âge de trois ans et demi ou quatre ans, la sieste de une heure ou deux est très utile pendant l'après-midi. Elle procure du repos et évite le sommeil avant le repas du soir. Après l'âge de quatre ans, elle est inutile dans notre pays et n'est pas réclamée par les enfants.

On peut sans inconvénient les laisser s'endormir dehors dans la journée quand le temps est beau : ce sommeil en plein air leur convient très bien.

Avec de tels principes d'éducation hygiénique, on aura des enfants robustes et gais chez lesquels peu d'accidents seront à redouter. Ils auront un jugement sain, réfléchi et seront peu exposés aux accidents nerveux si l'activité de leurs muscles domine celle de leur esprit. S'ils possèdent un corps solide, ils pourront recevoir une âme bien trempée.

V. — ÉDUCATION

Mais le moment est venu de s'occuper de l'instruction de l'enfant, d'ajouter à l'éducation du corps celle de l'esprit. A quel âge peut-on commencer l'instruction des enfants ? C'est là une grande question et sérieuse, mais, comme tout ce qui a trait à l'éducation, elle n'a rien de fixe et d'absolu.

Tel enfant, à cinq ans, est plus développé, plus solide, plus mûr pour l'instruction qu'un de sept ans. Tel autre a besoin, dès qu'il sait parler, de conseils incessants, d'exercices prolongés, pour se déshabituer du zézaiement, du bégaiement ou d'une prononciation vicieuse. Ne convient-il pas aussi de donner aux enfants des leçons de choses avant de leur donner des leçons de mots, de lecture et d'écriture ? d'exercer leur mémoire, leurs yeux, de leur apprendre le sens et le nom des objets avant de leur faire l'analyse des mots ? C'est là une question trop importante pour que nous la discutions complètement ici : il nous suffira de la signaler et de dire, qu'à notre avis, l'instruction peut être commencée de très bonne heure par les parents, a quatre ans et demi ou cinq ans.

Elle doit être, comme les exercices hygiéniques, offerte à l'enfant sous un aspect agréable, plutôt que comme une médecine ou une punition. Il est bon de la donner à doses fractionnées, pour ne causer ni fatigue ni ennui.

Durant l'enfance et l'adolescence, les soins du corps doivent cependant prendre plus d'importance, plus de temps que ceux de l'esprit, car si l'intelligence est susceptible, à tout âge, d'accroissement et de perfectionnement, il n'en est pas de même du corps, qui grandit très peu après vingt ans et qui, une fois déformé ou mal venu, ne se reforme pas.

Si nous demandons aux parents pourquoi ils envoient leurs enfants aux écoles maternelles ou aux salles d'asile, ils nous repondront, quatre-vingt fois sur cent, que c'est pour s'en débarrasser et pouvoir travailler.

Faire garder les enfants pendant une partie de la journée, tel est le but primitif que l'on cherche. Malheureusement, les écoles du jeune âge ne répondent pas toujours à leur destination : on ne saurait souvent y séjourner longtemps sans danger pour la santé.

Il nous suffira d'examiner les défauts des écoles actuelles pour savoir dans quel sens il convient de les modifier et de les améliorer. Connaissant leurs inconvénients, nous pourrons y porter remède.

Les inconvénients et les accidents les plus fréquents dans les écoles enfantines, sont :

1° *Des coutumes de malpropreté d'où résultent une foule de maladies plus ou moins sérieuses;*

2° *Des déformations de la taille ;*

3° *Des troubles de la vue.*

1°. — Les enfants qui fréquentent les écoles sont parfois sales, c'est un fait incontestable. Il y en a qui apportent de chez eux des habitudes de négligence se communiquant facilement à leurs voisins. Bientôt, les plus soignés deviennent malpropres, et on s'en aperçoit à l'examen de leurs têtes, de leurs figures ou de leurs mains. Les poux et la teigne sont des affections essentiellement scolaires, aussi croyons-nous que le premier devoir du maître ou de la maîtresse soucieux de la réputation de son école, doit être de faire le matin l'inspection sommaire de ses élèves, à leur entrée, et de renvoyer impitoyablement chez lui l'enfant sale ou pouilleux. C'est un acte de prudence et de sollicitude à l'égard des autres écoliers, en même temps qu'une leçon pour les parents et pour l'enfant.

Dans une ville bien approvisionnée d'eau, personne n'est excusable de saleté et cependant, peu de gens prennent des bains ou se font des ablutions d'une façon régulière.

Avant la sortie de l'école, il serait bon que les enfants pussent se nettoyer les mains et la figure dans des lavabos disposés à cet effet ; là, les filles pourraient réparer le désordre de leurs têtes et acquérir de bonne heure l'habitude de se laver. Rien n'est meilleur que la propreté pour relever la dignité et le respect de l'homme pour lui-même. Il suffit, pour s'en rendre compte, de regarder un ouvrier qui entre dans un établissement de bains, et le même homme lorsqu'il en sort. En arrivant, il longe les murs en baissant la tête, et craint de regarder en face de lui. Lorsqu'il sort, au contraire, revêtu de linge blanc, il est à l'aise, porte la tête haute et paraît respirer la confiance. Négligent de sa personne et de ses affaires, il lui suffit de se baigner pour reprendre courage.

Les classes où les élèves séjournent plusieurs heures de suite seront toujours propres, claires et aérées. Si les écoliers voient régner l'ordre autour d'eux, ils ont souvent à cœur de se bien tenir.

Nous ne saurions trop réclamer le soin des cabinets d'aisance, qui sont, la plupart du temps, de véritables foyers d'infection, et peuvent devenir l'origine de maladies graves.

La propreté des élèves, celle des classes et des cabinets, doit être pour les maîtres l'objet d'une attention toute spéciale.

2° Les déformations de la taille sont très fréquentes dans les écoles, on en a parfois rencontré soixante-six cas sur cent élèves. Ces accidents, plus communs chez les filles que chez les garçons, reconnaissent plusieurs causes, telles que l'inégal développement des deux côtés du corps, la paralysie d'un groupe de muscles ou les attitudes vicieuses prises en classe.

Quand les déformations tiennent à ce qu'un côté du corps s'est moins développé que l'autre, il faut obliger les enfants à un exercice prolongé dans le but de fortifier la partie la plus faible, et surveiller le maintien d'une façon incessante. Le traitement de ce genre d'affection est surtout médical ; mais il n'en est pas de même des déformations scolaires dont nous allons parler.

La Tête. — (a) Les écoliers prennent souvent l'habitude de laisser tomber leur tête en avant, quand les tables sont basses ou quand elles sont horizontales. Ils s'inclinent alors et ne regardent plus devant eux. De là résultent deux sortes d'inconvénients : leur vision se déshabitue des objets éloignés, puis leur poitrine et leur tronc s'infléchissent, se voûtent, tandis que leurs épaules s'arrondissent.

Ces déformations se trouvent surtout chez les enfants qui grandissent beaucoup, tout en restant minces. Une gymnastique d'attitudes et l'usage des pupitres inclinés seront alors très utiles pour arrêter et réformer ces tendances.

Le Tronc. — (b) Quand ils sont assis, les enfants conservent bien rarement une bonne position parce qu'ils se fatiguent. Leurs jambes sont seules à reposer, tandis que les muscles du tronc et de la tête continuent à travailler pour soutenir le reste du corps en équilibre.

Pour se maintenir, les enfants se portent entièrement sur un côté et s'appuient sur une fesse. Si le côté droit et le côté gauche servaient alternativement de soutien, il n'y aurait aucun danger à laisser prendre une telle position : mais le côté le plus fort est toujours celui que l'on fait le plus travailler. Si les deux moitiés du corps sont de force égale, c'est toujours la même, celle qui est disposée de la façon la plus favorable pour la lumière ou le tableau qui soutient le corps. L'autre s'abandonne, se relâche, et la colonne vertébrale subit une inflexion d'autant plus forte que la même attitude est plus souvent reprise.

Pour éviter ces déviations, suites de fatigue musculaire, les classes devraient être abrégées et les bancs munis de dossiers adaptés à la taille des enfants : ceux-ci n'auraient alors que peu d'instants à rester assis et immobiles, dans une position plus fatigante pour eux que la marche, et ils pourraient reposer facilement leurs muscles du dos.

Quand les tables sont trop éloignées, les écoliers se

penchent en avant et arc-boutent leur poitrine sur le bord de la planche, ce qui est nuisible ; quand elles sont trop rapprochées, leurs poumons ne peuvent se dilater librement à chaque inspiration, et il en résulte une grande gêne respiratoire.

Il convient d'adapter la table et le banc à la taille de l'écolier, et non l'obliger, comme c'est souvent le cas, à s'adapter à un mobilier scolaire mal combiné.

La distance entre la table et le bord antérieur du banc doit être de quatre centimètres en moyenne. Leur différence de hauteur doit varier de 17 à 21 centimètres à mesure que la taille des enfants augmente de un mètre à un mètre cinquante centimètres.

L'élévation du banc, au-dessus du sol, doit être de 20 centimètres pour un enfant de 1 mètre, et de 40 centimètres quand l'écolier a 1ᵐ50.

Les Membres. — (c) Les membres doivent être surveillés pendant le repos et pendant les exercices, aussi bien que la tête ou le tronc.

En classe, ce sont les observations fréquentes, en promenade, ce sont les marches au pas, qui donneront un bon maintien aux écoliers.

Les exercices gymnastiques corrigeront les épaules montantes des enfants frileux ou craintifs qui « rentrent leur cou dans leurs épaules ». Si cette conformation est très prononcée, on fera bien de leur faire porter, à chaque main, des objets lourds, tels que des haltères, qui donneront une meilleure attitude.

Si l'élève porte les jambes dans une direction oblique pendant la marche, et s'il repose sur le bord interne ou le bord externe de la plante du pied, ce qui se reconnaît à l'usure de la chaussure, on devra lui faire cultiver les exercices de la danse pour corriger son maintien et réformer ses attitudes.

Une cour bien éclairée, sèche et, autant que possible, plantée d'arbres, doit être le complément d'une salle d'école. Là, les élèves peuvent se livrer à leurs exercices. Autant que possible, le sol sera en terrain battu et, par là, propre à toutes sortes de jeux. Les pavés et les dalles rendent les chutes dangereuses.

La course, le saut, les jeux bruyants sont absolument utiles ; ce sont des procédés de gymnastique musculaire et pulmonaire. Tous ces exercices, par les inspirations profondes qu'ils provoquent, amplifient, développent la poitrine en augmentant la capacité respiratoire. Ils compensent le repos forcé des organes, dans l'atmosphère poudreuse et confinée de la classe.

Les cours plantées ont un double avantage ; d'abord, elles sont plus saines, plus agréables que celles qui sont nues et, en outre, les arbres reposent les yeux.

VI. — HYGIÈNE DE LA VUE

L'hygiène de la vue nous offre deux parties : l'une consiste à écarter toutes les causes qui peuvent nuire aux yeux, l'autre comprend l'exercice et le perfectionnement de ces organes.

Les causes « agressives » de la vue sont importées dans les classes ou s'y développent par suite de l'éducation.

Les ophthalmies, les conjonctivites granuleuses et les autres affections des organes visuels sont fréquentes dans les écoles primaires ; elles ont pour cause le mauvais état de santé des enfants, la strume ou la contagion. Il faut toujours se montrer très difficile pour l'admission des élèves atteints de semblables maladies.

Le strabisme succède souvent à des affections cérébrales du jeune âge ; alors il est dû à une contracture ou à une paralysie d'un ou de plusieurs muscles : l'école ne le modifie pas sensiblement ; mais il peut se développer chez les jeunes enfants par le fait de l'imitation, c'est alors que les avertissements répétés et l'usage de louchettes peuvent le corriger.

La myopie est rare chez les jeunes écoliers, mais très fréquente à l'âge de vingt ans. C'est donc pendant l'enfance et l'adolescence qu'elle se développe. Elle est héréditaire en ce sens que les parents lèguent à leurs enfants une tendance à devenir myopes, une sorte de faiblesse de l'appareil optique, faiblesse qui, sous l'influence des efforts d'accomodation, produit une déformation de l'appareil et par là la myopie. Les myopes sont plus fréquents dans les villes que dans les campagnes, — plus fréquents parmi les gens qui savent lire que parmi les illettrés, et plus fréquents parmi les internes que les externes d'une même institution. — On a trouvé un myope sur cent dans les écoles rurales, vingt-six dans les collèges et soixante pour cent dans les universités. Dans les lycées, on a constaté qu'il y avait, en moyenne, trente-cinq myopes pour cent élèves internes, et seize pour cent externes.

L'instruction et la sédentarité jouent donc un grand rôle dans la production de cette infirmité : elle tient au mauvais éclairage, qui oblige les écoliers à se rapprocher de leurs livres et de leurs cahiers, à la finesse des caractères d'imprimerie ou à leur défaut de netteté, à la fatigue que fait éprouver à l'œil la couleur blanche du papier, enfin et surtout à la longueur des études et des classes.

Les horizons bornés déshabituent l'œil de la vision éloignée et les efforts d'accomodation finissent par déformer la vue.

Une salle de classe doit être largement éclairée par le haut ou par le côté sud ou est. Les expositions ouest ou nord conviennent peu : les rayons solaires y manquent ou sont trop obliques. Le jour doit arriver surtout à la gauche de l'élève, pour que la main et la plume ne projettent pas d'ombre sur l'endroit où il écrit. Le jour arrivant de face convient peu, parce que l'écolier est obligé de mettre ses livres et ses cahiers dans la position horizontale. L'éclairage bilatéral, quand il est possible, est encore le meilleur. Les fenêtres seront hautes, puisque la lumière voisine du sol ne convient pas. La surface éclairante doit être au moins égale au sixième de la chambre.

Le soir les travaux scolaires seront courts, la lumière sera largement distribuée, comme celle du jour. Celle qui est jaune convient mieux que celle qui est trop blanche : aussi, les lampes sont-elles préférables aux globes lumineux. Pendant le jour, les vitres transparentes sont moins fatigantes que les verres dépolis.

Les cartes murales et les tableaux seront mats et non vernis comme il arrive souvent, les reflets étant très pénibles pour la vue.

Les livres à caractères trop fins doivent être proscrits des écoles, de même que les cahiers trop larges, qui fatiguent beaucoup les yeux en provoquant de grands mouvements. Il ne faudrait pas que les ouvrages d'instruction eussent plus de six lettres par centimètre courant ; car un caractère typographique est d'autant plus facile à reconnaître de loin, que sa largeur est plus grande, pourvu toutefois qu'il n'y ait pas exagération. Pour écrire, le corps doit rester droit et, puisque l'écriture anglaise est aujourd'hui de mode, c'est le cahier qu'il faudrait incliner et non le corps. Il faut que la tête reste droite et que l'œil soit au moins à vingt-cinq centimètres du papier.

Si, malgré toutes les précautions que nous indiquons, les élèves ne peuvent distinguer nettement les caractères d'impression et se penchent sur leurs cahiers, il ne faut pas hésiter à leur souffrir une écriture incorrecte et à leur donner des livres à gros caractères, plutôt que de leur laisser prendre de mauvaises positions. Quand, néanmoins, le travail est impossible, il convient de leur faire porter des verres concaves très faibles et non montés comme des lunettes ou des lorgnons, maintenus à la main pour que l'usage n'en soit que momentané. En outre de toutes ces précautions, on mènera souvent les élèves en promenade pour qu'ils se soustraient au milieu renfermé où ils voient et vivent d'ordinaire.

A l'âge de huit ans, commence la seconde enfance qui va durer jusqu'à quinze ou seize ans, époque de l'adolescence. Toute cette période de la vie est consacrée à l'instruction professionnelle ou secondaire : à ce moment, les enfants apprennent un métier ou continuent leurs études. Après seize ans, les adolescents deviendront agriculteurs, ouvriers, industriels ou commerçants, ou bien ils prolongeront leurs études pour embrasser une profession dite « libérale », mais qui serait mieux nommée cérébrale, terme dont se sert M. le professeur Proust pour désigner les positions de médecin, magistrat, littérateur, professeur, etc.

Chez nous, l'instruction l'emporte sur l'éducation pendant la seconde enfance, mais c'est un grand tort.

Avant d'envoyer les enfants dans une école, les parents devraient s'assurer que ceux-ci possèdent déjà une éducation physique et morale. Sans elle, en effet, l'instruction n'est qu'un instrument délicat entre les mains d'un ouvrier incapable ou maladroit. C'est une arme de précision, aussi dangereuse pour celui qui s'en sert, que pour ses voisins. Aussi, nous admettons entièrement les conclusions de l'Académie de Médecine, sur le surmenage intellectuel dans l'adolescence, et nous croyons, avec M. Rochard, « que la réforme scolaire « ne peut plus être ajournée, si nous voulons que les « générations de l'avenir soient à la hauteur des devoirs « qui leur sont imposés ».

Les vices du système d'instruction et d'éducation usité en France, sont de deux ordres : les uns tiennent à l'abandon, à l'oubli, au mépris que professent nos compatriotes pour les exercices physiques ; les autres à ce besoin d'uniformité, que nous éprouvons dans tous nos actes et toutes nos institutions, besoin qui veut qu'un ingénieur, un magistrat, un littérateur reçoivent le même enseignement. Par suite de la grande variété des connaissances exigées, l'instruction reste superficielle au lieu d'être restreinte, mais solide. Grâce, enfin, à ce système, qui veut que les écoliers soient tous

pétris dans le même *moule uniforme*, « on les désha-
« bitue de penser, à force de les occuper à apprendre,
« à copier et à réciter ».

Les langues mortes sont étudiées trop tôt et d'une
façon trop savante pour des enfants. Très peu, d'ailleurs,
pourraient parler couramment le latin ou le grec en
rhétorique, très peu pourraient lire un auteur à livre
ouvert après huit ans d'études.

Le système américain, dans lequel un tiers du temps
est consacré au travail, un tiers au sommeil et un tiers
aux soins du corps et aux exercices physiques, peut
convenir aux adultes ; mais n'est pas supportable pour
des enfants. Et cependant, la différence est grande
entre leurs maisons d'éducation et nos lycées. Chez
eux, il n'y a, pour ainsi dire, pas d'internat, tant les
enfants ont de liberté. Quand les parents envoient leurs
fils au collège ou à l'université, ils commencent par
choisir, dans la ville, une bonne famille où le jeune
homme aura sa pension, et d'où il se rendra aux cours
de ses professeurs. Après avoir assisté aux classes,
l'élève rentre chez lui et retrouve dans sa nouvelle
famille, toutes les habitudes, toutes les distractions
qu'il avait chez lui.

A un tel régime, les jeunes gens s'habituent peu à
peu à la vie sociale, sans perdre l'idée de la famille. Ils
ne sont pas, comme en France, enfermés, casernés
pendant dix ans et élevés dans la crainte d'une punition,
qui enlève toute l'initiative et tout l'élan du jeune âge.

Pourvu que le devoir se fasse, qu'importe l'heure et
le lieu ? Qu'est-il besoin d'obliger les enfants à passer
la moitié de leur temps à dissimuler ce qu'ils veulent
faire pendant l'autre moitié ? Ne doivent-ils pas être
libres à un moment, et ne vaut-il pas mieux les habituer
de bonne heure à la liberté, alors qu'ils peuvent encore
écouter les conseils ? La cause de l'externat a fait
d'ailleurs de grands progrès pendant ces dernières
années, et on a commencé de s'émouvoir **des résultats**
de la sédentarité dans les écoles, de la **surcharge des**
programmes.

Tout le monde, maintenant, commence à sentir les défauts de notre système d'éducation, et comprend qu'il a besoin d'être modifié ; mais, dès qu'il s'agit de passer à l'application des réformes, les difficultés surgissent. Les professeurs trouvent, chacun dans leur spécialité, que rien de ce qu'ils enseignent n'est superflu et ils s'efforcent de faire pénétrer dans la cervelle de leurs élèves, le plus de connaissances, dans le moins de temps possible, sans songer que les collégiens vont être soumis à un traitement semblable, pendant l'heure qui suit celle à laquelle ils opèrent.

Comme remède à un tel état de choses, les orateurs comme les écrivains, qui ont parlé ou écrit sur cette question, ont proposé des réformes qui sont considérées comme des mesures hygiéniques.

A notre avis, il n'y a aucune raison pour ne pas réglementer le travail intellectuel des écoliers, afin de prévenir les abus, quand nous avons des lois réglementant le travail physique des enfants employés dans l'industrie.

Les mesures hygiéniques préconisées par le savant rapporteur de l'Académie de Médecine, sont :

1º La réduction du travail à trois heures pour les petits enfants et à huit pour les jeunes gens ;

2º L'augmentation du temps consacré au sommeil ;

3º L'obligation de ne pas faire de classes de plus d'une demi-heure pour les enfants et de plus d'une heure et quart pour les adolescents ;

4º La réduction des programmes d'examens et la substitution d'examens partiels aux examens généraux et encyclopédiques ;

5º La prescription de dix heures à six heures de récréations consacrées aux jeux ou aux exercices physiques, tels que : chants, courses, promenades, gymnastique, manœuvres militaires, etc.

Monsieur Rochard, voudrait en outre, que l'on fixât par une loi, non seulement la durée des classes et des études, mais encore le nombre d'heures à consacrer aux devoirs de la maison, aux récréations, aux exercices physiques, en les rendant obligatoires. Il voudrait que l'on avisât s'il ne conviendrait pas de reculer la limite d'âge, pour l'admission dans les écoles spéciales, de diminuer les programmes et de demander des exercices physiques avec des coëfficients suffisants pour que les candidats aient intérêt à les cultiver. Sans aucun doute, ces prescriptions auraient le meilleur résultat sur la santé des enfants, si elles venaient à être appliquées : mais le seront-elles ? voilà ce qui me parait douteux. Il ne suffit pas de prescrire en matière d'éducation, il faut encore persuader ; or, quand il s'agit de convaincre des parents, « aiguillonnés par l'amour-propre, qui les « pousse à faire de leurs enfants de petits prodiges », il est bien difficile de dire que la réforme se fera complète ou même suffisante. C'est pourquoi je m'adresse à vous, Messieurs, afin que vous répandiez autour de vous cette vérité reconnue aujourd'hui, que l'enfant « travaille trop tôt, travaille mal, travaille dans de « mauvaises conditions d'hygiène. »

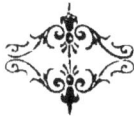

BIBLIOGRAPHIE

Leçons d'Hygiène Infantile : J. B. FONSSAGRIVES. — Delahaye éditeur, Paris, 1882.

Cours d'Hygiène : A. PROUST, Paris.

Medical comite of the hospital for sick children London, 1882.

Rapport à l'Académie de Médecine : LAGNEAU.

De l'Education Hygiénique des Enfants. — *Revue des Deux-Mondes, 1887 :* ROCHARD.

Art Vision. — *Dictionnaire de Médecine et de Chirurgie pratiques :* JAVAL.

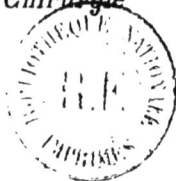

www.ingramcontent.com/pod-product-compliance
Lightning Source LLC
Chambersburg PA
CBHW050535210326
41520CB00012B/2578